Docteur L. TRIOLLET

MÉDECIN DES DISPENSAIRES
DE LA FÉDÉRATION VOSGIENNE D'HYGIÈNE SOCIALE

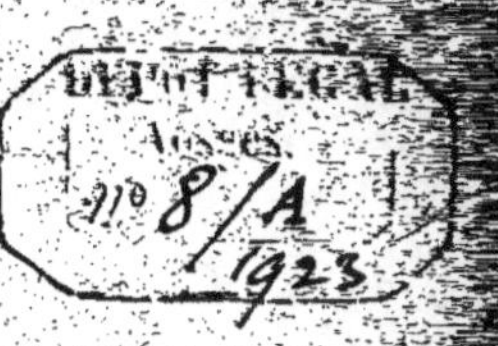

La

Fédération Vosgienne
d'Hygiène Sociale

❖ ❖ ❖

ORGANISATION – FONCTIONNEMENT

RÉSULTATS OBTENUS en 1922

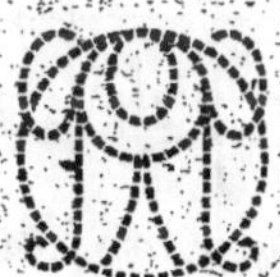

EPINAL

IMPRIMERIE VOSGIENNE, 15, RUE DES MINIMES

1923

Situation au 31 Décembre 1922

DISPENSAIRES	NEUFCHATEAU	SAINT-DIÉ	REMIREMONT	ÉPINAL	MIRECOURT	RAON-L'ÉTAPE	TOTAUX
Dates d'ouverture..	7/2	10/2	1/3	6/4	1/10	1/12	
Malades :							
1. inscrits (au total)	109	230	264	196	38	9	846
2. depuis le 1/10..	31	59	88	76	38	9	301
3. tuberculeux	91	165	197	153	29	8	642
4. placés (sans compter placements en cours)..	22	50	31	40	2	0	145
5. Exam. médicaux	183	409	389	315	52	9	1.356
6. Radioscopies ...	99	163	212	150	18	9	650
7. Exam. bactériol.	45 / 13+	57 / 19	103 / 30+	74 / 25+	17 / 3+	3 / 1+	299 / 91+
8. Visites d. familles	63	212	474	216	16	1	982
9. Nombre de familles en charge.	74	169	181	140	30	8	602
10. Effectif des familles en charge.	232	748	658	602	112	28	2.380
Malades envoyés par les médecins :							
11. au total	36	28	80	29	7	3	183
12. depuis le 1/10..	14	9	41	24	7	3	98

Docteur L. TRIOLLET

MÉDECIN DES DISPENSAIRES
DE LA FÉDÉRATION VOSGIENNE D'HYGIÈNE SOCIALE

La
Fédération Vosgienne
d'Hygiène Sociale

* * *

ORGANISATION - FONCTIONNEMENT

RÉSULTATS OBTENUS en 1922

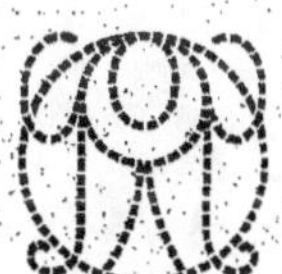

EPINAL

IMPRIMERIE VOSGIENNE, 15, RUE DES MINIMES

1923

1856 (suite).

OCTOBRE.
10 C. C. aubergistes, 28-5; — cabarets, 61-3; — cimetières, 78-n. 2.
NOVEMBRE.
7 C. C. arrêtés, 3-7; — cabarets, 61-3.
10 M. bouteilles, 57-2, 338-174.
14 C. C. boulangers, 51-3-4.
15 C. C. chiens, 73-3.
22 C. C. balayage, 32-2; — voitures, 203-1.
28 C. C. constructions, 87-12; — marchés, 146-17.
DECEMBRE.
12 C. C. boulangers, 51-n.1.
13 C. C. fermeture, 111-1-2.
19 C. C. chiens, 73-n. 2.

1857.

M. abattoirs, 14-9; — cimetières, 78-1; — eaux, 98-19-23; — glanage, 123-7; — sépultures, 248-n.2; — glanage, 338-175; — sépultures, 339-176; — eaux, 339-178.
JANVIER.
2 C. C. parcours, 160-9°.
8 C. C. cabarets, 61-n. 2; jeux, 135-2.
9 C. C. bruits, 58-4; — jet, 134-4.
15 C. C. publication, 6-11; chasse, 69.
23 C. C. carrières, 66-1.
28 M. cimetières, 335-n. 2.
31 C. C. bouchers, 41-3.
FEVRIER.
7 C. C. cabarets, 62-3.
12 C. C. cabarets, 61-3.
13 C. C. fosses, 115-1.
20 C. C. chandelles, 68-1; — parcours, 159-1.
26 C. C. aubergistes, 28-11; cabarets, 62-n. 1.
27 C. C. boulangers, 51-3.
MARS.
6 C. C. boulangers, 50-1; marchés, 145-12-19.
7 C. C. bâtiments, 38; — chevaux, 70-n. 2.
28 C. C. balayage, 31-2; — bouchers, 42-n. 1; — boulangers, 53-9.
AVRIL.
9 C. C. voitures, 204-10.
MAI.
14 C. C. dépôts, 92-2.
16 C. C. marchés, 150-48.
30 M. affichage, 18-3; — élections, 339-177.
30 C. C. marchés, 147-24; — voitures, 203-4-9.
JUIN.
11 C. C. arrêtés, 3-7; — cabarets, 61-3.

1857 (suite).

JUIN (suite).
19 C. C. bans, 36-4; — dépôts, 93-5; — fêtes, 136-4.
JUILLET.
2 C. C. aubergistes, 28-10.
4 C. C. alignements, 20-3; — barrières, 36-2.
9 C. C. cabarets, 61-3.
17 C. C. alignements, 20-2.
18 C. C. eaux, 95-n. 1; — filles, 113-n. 2; — fosses, 115-3.
AOUT.
6 C. C. filles, 112-1.
21 C. C. bruits, 58-1.
27 C. C. cabarets, 62-3.
29 C. C. bruits, 58-1; — cabarets, 64-14.
SEPTEMBRE
10 C. C. cabarets, 61-3; — chevaux, 70-n. 1; — constructions, 85-2.
17 C. C. cabarets, 62-3; — dépôts, 94-11-14.
OCTOBRE.
2 C. C. aubergistes, 28-10.
NOVEMBRE.
6 C. C. balayage, 31-2; — cabarets, 64-13; — glanage, 122-n. 1.
19 C. C. cabarets, 63-10; — filles, 113-2.
DECEMBRE.
15 C. Grenoble, façades, 110-2.
17 C. C. marchés, 145-12.
26 C. C. bouchers, 41-2.

1858.

M. cimetières, 79-n. 1; — marchés, 147-25; — parcours, 162-18; — marchés, 340-180; — parcours, 340-181; — cimetières, 341-182.
JANVIER.
7 C. E. recours, 7-12.
22 C. C. eaux, 95-n. 1.
23 C. C. eaux, 95-1.
29 C. C. bruits, 58-2-5.
FEVRIER.
4 C. C. fosses, 116-7.
6 C. C. bans, 35-2-3; — chasse, 69; — oies, 158-2.
11 C. C. cabarets, 62-3.
18 C. C. animaux, 24-1; — jeux, 135-2.
19 C. C. alignements, 20-2; — balayage, 31-2; — cabarets, 63-5; — constructions, 86-7; — dépôts, 92-1; — éclairage, 101-1; — incendie, 127-5.
24 M. bouchers, 42-n. 1, 340-179.
25 C. C. filles, 112-1.
26 C. C. eaux, 96-4; — glanage, 122-6.
27 C. C. marchés, 144-8.

1858 (suite).

MARS.
10 C. C. (et non 10 mars 1848) cabarets, 61-3.
12 C. C. constructions, 86-7; — incendie, 127-5; — moulins, 158-2.
18 C. E. cimetière, 254-n. 1.
25 P. poissons, 343-187.
26 C. C. chevaux, 70-n. 2.
AVRIL.
8 C. E. lavage, 137.
9 C. C. boulangers, 50-1.
15 C. C. marchés, 152-55.
16 C. C. exécution, 5-8.
22 C. C. bains, 30; — barrière, 36-1; — cabarets, 62-3; — eaux, 97-13.
24 C. C. bans, 35-1.
MAI.
1 C. C. marchés, 146-19.
6 C. C. cabarets, 62-3.
8 C. C. armes, 25-1; — aubergistes, 27-n. 1; — boulangers, 50-2; — logeurs, 140-2.
19 C. E. bains, 157-2.
25 C. C. glanage, 122-6.
JUIN.
3 C. C. marchés, 145-12.
4 C. C. logeurs, 141-5.
13 C. E. eaux, 96-10.
24 C. C. boulangers, 50-1-2.
JUILLET.
2 C. C. chasse, 69.
23 C. C. marchés, 145-12.
AOUT.
5 C. C. approbation, 3-5.
13 C. C. animaux, 23-n. 2.
14 C. C. alignements, 20-2.
28 C. C. animaux, 23-n. 2; — cabarets, 63-5; — dépôts, 93-5.
NOVEMBRE.
16 D. boulangers, 51-n. 2.
19 C. C. cabarets, 62-3.
20 M. aubergistes, 27-n. 1.
20 C. C. animaux, 24-2.
27 C. C. cabarets, 61-3.
DECEMBRE.
9 C. C. eaux, 96-5-11.
28 C. E. canaux, 215-n. 3.

1859.

M. cloches, 82-1; — marchés, 150-49; — pesage, 341-183; — cloches, 343-186.
JANVIER.
8 C. C. publication, 6-11; logeurs, 141-6.
15 C. C. cabarets, 62-3; — logements, 138-n. 1.
21 C. C. alignements, 20-3.
22 C. C. parcours, 159-2°.
28 C. C. animaux, 24-3.
FEVRIER.
3 C. C. fosses, 115-1.
4 C. C. biens, 40-2; — parcours, 161-5.

1859 (suite).

FEVRIER (suite).
5 C. C. marchés, 144-3; — parcours, 162-10.
17 C. C. procès-verbal, 8-13
25 C. C. compagnonnage, 84-n. 1.
MARS.
3 C. C. cabarets, 62-3.
7 C. C. cabarets, 61-3.
AVRIL.
15 C. C. bruits, 58-n. 1.
28 C. C. boulangers, 51-2; bruits, 58-n. 1.
29 C. C. colportage, 84.
MAI.
19 C. C. cabarets, 62-n. 1.
JUIN.
25 C. C. bouchers, 42-6.
30 C. E. abattoirs, 13-4-8.
JUILLET.
1 C. C. marchés, 147-22; — parcours, 160-11°.
9 C. C. aubergistes, 28-11.
14 M. vases, 342-184.
15 C. C. balayage, 32-2.
22 C. C. marchés, 144-3.
28 C. C. marchés, 144-8.
AOUT.
8 M. exhumations, 312-185.
11 C. E. approbation, 2-5.
19 C. C. chiens, 73-5; — parcours, 162-12.
26 C. C. alignements, 20-2.
SEPTEMBRE.
  M. poissons, 343-187.
8 T. Clave, glanage, 121-2.
15 C.-C. animaux, 24-1.
22 C. E. poissons, 167-2-5, 343-n., 344.
NOVEMBRE.
10 C. C. fêtes, 136-1.
12 C. C. alignements, 20-2.
17 C. C. alignements, 20-1.
18 M. affichage, 18-5, 344-188.
19 C. C. bans, 35-1.
25 C. C. approbation, 2-5.
DECEMBRE.
3 C. C. récoltes, 171.
9 C. C. glanage, 123-7.
24 C. C. bruits, 58-1.

1860.

  M. cimetières, 78-3, 78-n. 2; — cloches, 83-3; — marchés, 148-37; — quêtes, 169-1; — étalages, 345-189; — marchands, 345-190; — cimetières, 345-191; — cloches, 346-192.
JANVIER.
27 C. C. bans, 35-2; — glanage, 122-6.
MARS.
3 C. C. boulangers, 52-5-6.
9 C. C. cabarets, 61-n. 1.

1860 (suite).

MARS (suite).
10 C. C. eaux, 95-2.
16 C. C. bals, 34-1.
30 C. C. pesage, 150-48.
AVRIL.
5 C. C. constructions, 86-7; — incendie, 127-5.
26 C. C. incendie, 126-1.
JUILLET.
5 C. C. brocanteurs, 57-2.
13 C. C. logements, 138-1.
14 C. C. eaux, 95-n. 1.
AOUT.
13 C. C. quêtes, 169-1.
18 C. C. abattoirs, 13-2; — fosses, 115-1; — ivresse, 133-1; — marchés, 148-32.
30 C. C. bruits, 58-1.
OCTOBRE.
9 M. aérostats, 17.
NOVEMBRE.
10 C. C. chiens, 75-7.
15 C. C. cabarets, 62-3.
17 C. C. cabarets, 64-n. 2; — constructions, 86-7; — incendie, 127-5.
23 C. C. animaux, 23-n. 2; — cabarets, 63-5; — chevaux, 70-n. 2.
DECEMBRE.
6 C. C. constructions, 86-5.
8 C. C. cabarets, 61-n. 2; glanage, 123-8; — fêtes, 136-5.
13 C. E. pavage, 164-1.
21 C. C. cabarets, 62-3.
26 M. aubergistes, 27-n. 1.
27 C. E. cimetière, 78-3.

1861.

  M. abattoirs, 14-10; — cimetière, 78-3, 78-n. 2, 79-9, 248-n. 1; — abattoirs, 346-193; — cimetières, 346-194, 347-195.
JANVIER.
9 C. E. pavage, 164-1.
24 C. C. bans, 35-3.
FEVRIER.
2 C. C. cabarets, 61-n. 2.
23 C. E. cimetières, 78-6.
28 C. C. eaux, 96-6.
MARS.
1 C. C. cabarets, 62-3.
14 C. C. boulangers, 50-1-2.
15 C. C. eaux, 96-6; — établissements, 107-1.
30 C. C. établissements, 107-4.
AVRIL.
13 D. marchés, 150-47; — saillies, 299-n. 2; — cimetières, 305-n. 1-2.
13 C. C. cabarets, 64-17; — glanage, 122-3.
27 C. C. cimetières, 257-n. 3, 258-n. 1.

1861 (suite).

MAI.
1 M. aubergistes, 27-n. 1.
2 C. C. bals, 33-1.
4 C. C. cabarets, 61-n. 2.
10 C. C. chiens, 73-n. 2.
JUIN.
1 C. C. carrières, 66-1.
28 C. C. balayage, 32-5; — chèvres, 72-n. 1.
JUILLET.
4 C. C. cabarets, 61-n. 2.
18 C. C. boulangers, 52-7.
26 C. C. marchés, 153-60.
31 C. C. jeux, 135-n. 1.
AOUT.
9 C. C. biens, 39-1.
SEPTEMBRE.
20 T. Clave, glanage, 121-2.
NOVEMBRE.
6 T. Meignelay, glanage, 122-2.
9 C. C. eaux, 95-1; — jeux, 135-n. 1.
15 C. C. cabarets, 63-7; — parcours, 358-209.
21 C. C. incendie, 127-6.
23 C. C. parcours, 159-4°.
30 C. C. animaux, 24-1; — cabarets, 62-3; — chiens, 73-2; — constructions, 86-5; — logeurs, 141-5;
DECEMBRE.
6 C. C. cabarets, 62-4.
7 C. C. eaux, 95-n. 1; — pharmacie, 245-n. 2.

1862.

  M. abattoirs, 14-10-11; — allumettes, 23-n. 1; — marchés, 150-49; — poids, 347-196; — viandes, 348-197.
JANVIER.
4 C. C. règlements, 5-9; — cabarets, 64-13; — voitures, 206-31.
11 C. C. alignements, 20-3.
17 C. C. filles, 113-6.
23 C. C. biens, 40-5; — eaux, 98-18; — voie, 200-4.
30 C. E. bâtiments, 38.
FEVRIER.
15 C. C. exécution, 5-8; — alignements, 20-n. 1.
20 C. C. alignements, 20-3; dépôts, 92-3-14.
MARS.
7 C. C. boulangers, 52-4; — façades, 110-4.
13 C. C. balayage, 32-4; — eaux, 96-4.
15 C. C. chevaux, 70-2.
20 C. E. alignements, 21-6.
25 D. (*lisez 25 mars 1852*) bureaux, 59-n. 1.
26 D. art. 5, façades, 110-2-4.
27 C. C. logeurs, 141-6.

La Fédération Vosgienne d'Hygiène Sociale

ORGANISATION - FONCTIONNEMENT

RÉSULTATS OBTENUS EN 1922

A la fin de la première année de fonctionnement des dispensaires de la Fédération Vosgienne d'Hygiène Sociale, il est nécessaire, croyons-nous, de jeter un coup d'œil en arrière pour mesurer le chemin parcouru, étudier les résultats obtenus et tirer des faits ainsi envisagés les enseignements qu'ils comportent pour l'avenir.

But de la Fédération Vosgienne d'Hygiène sociale.

Le but immédiat de notre organisation était la lutte antituberculeuse au moyen de dispensaires créés sur les principes de leur promoteur, le professeur Calmette.

On sait que la tuberculose n'est pas une maladie héréditaire, ainsi que l'a prouvé un enfant de ce département, le docteur Villemin, dont le buste orne une des places de Bruyères ; c'est une affection essentiellement contagieuse, due à un microbe particulier, le bacille de Koch, se contractant par une cohabitation prolongée avec un tuberculeux atteint de lésions ouvertes.

Mais, en raison de la marche fréquemment insidieuse de la maladie, il arrive souvent que beaucoup de tuberculeux avec crachats bacilifères, ignorent la nature véritable de leur affection et intitulent « bronchite chronique » ou « rhume négligé » ce qui n'est pas autre chose que la tuberculose : on peut facilement concevoir les dangers que font courir, inconsciemment, à leur entourage, de pareils sujets, spécialement aux enfants qui sont, bien plus que les adultes, sensibles à l'action du bacille de Koch.

Basé sur ces constatations, le dispensaire d'hygiène

sociale est « une œuvre de préservation et d'éducation sociales. Ce ne doit jamais être une polyclinique. Son rôle est
exclusivement de prophylaxie collective, d'éducation et de
préservation antituberculeuse, de surveillance à domicile
des malades contagieux, d'assainissement et, lorsqu'il en
est besoin, d'assistance au foyer familial ». (CALMETTE.)

C'est par cette méthode très simple et très économique,
qui ne comporte ni traitement médical, ni assistance en
nature ou en espèces, que les Etats-Unis et l'Angleterre ont
fait baisser, en dix ans, leur mortalité tuberculeuse dans
des proportions considérables. C'est cette méthode qui,
dans les départements où elle est appliquée intégralement,
donne en France les meilleurs résultats.

Organisation de la Fédération Vosgienne
d'Hygiène sociale.

La Fédération Vosgienne d'Hygiène Sociale est une
Union de cinq Sociétés d'Hygiène sociale, à raison d'une
par arrondissement. Elle est placée sons le haut patronage
de M. le Préfet des Vosges, de M. le Président du Conseil
Général, de MM. les Sénateurs et Députés du département,
de Monseigneur l'Evêque de Saint-Dié, de M. le Grand
Rabbin, et de M. le Ministre protestant à Epinal. Elle est
sous la présidence effective de M. Juillard-Hartmann, an-
cien maire d'Epinal, assisté d'un vice-président, M.
Ziegler, maire de Golbey ; le Conseil Général est, à l'heure
actuelle, représenté dans le Comité de direction par M. le
docteur Briffaut, Conseiller Général de Gérardmer, et M. le
docteur Gaillemin, Conseiller Général de Saulxures.

Chacune des Sociétés qui constituent la Fédération est
dirigée par un certain nombre de personnalités de chaque
arrondissement ayant à leur têté :

A Epinal : MM. Juillard-Hartmann (Président) et Ziegler
(Vice-Président), déjà nommés ;

A Remiremont : MM. Mougin, maire (Président) et
Georges Lang (Vive-Président) ;

A Mirecourt : MM. Porterat, Président du Conseil Général des Vosges, maire (Président) et Lefebvre (Vice-Président) ;

A Neufchâteau : M. Clément, maire (Président) et Mlle
Claudot (Vice-Présidente) ;

A Saint-Dié : M. Emile Blech (Président), Mme Burlin et
Mlle Marcelle Ferry (Vice-Présidentes) et MM. Schmidt et
Durand (Vice-Présidents).

Enfin, à Raon-l'Etape fonctionne un sous-comité dépen-
dant de la Société de Saint-Dié, avec M. Sadoul, Conseiller

Général des Vosges, comme Président, et Mme Michel, comme Vice-Présidente.

Le personnel technique de la Fédération Vosgienne d'Hygiène sociale comprend actuellement une Visiteuse-Inspectrice et un Médecin pour l'ensemble du département et une Visiteuse d'Hygiène, spécialement affectée à l'arrondissement de Remiremont.

Ouverture des dispensaires.

Après de nombreuses difficultés, les dispensaires d'hygiène sociale de Neufchâteau et de Saint-Dié ont pu ouvrir, presque simultanément, le 7 et le 10 février 1922. Ils ont été suivis par le dispensaire de Remiremont, ouvert le 1er mars, puis par celui d'Epinal, mis en service le 6 avril. Le dispensaire de Mirecourt a été mis à la disposition du public le 1er octobre et celui de Raon-l'Etape le 1er décembre. A l'heure actuelle, 6 dispensaires d'hygiène sociale sont donc au service des populations du département.

Mode de fonctionnement des dispensaires.

Les dispensaires d'hygiène sociale de la Fédération Vosgienne fonctionnent suivant les principes préconisés par Calmette et les lois et réglements en vigueur : ils sont notamment ouverts librement et gratuitement aux malades de toutes les classes de la société. Dans la salle d'attente, où ils pénètrent d'abord, les malades trouvent, indépendamment d'affiches et de brochures sur l'hygiène et la protection contre la tuberculose, un avis placardé leur donnant d'avance toutes précisions sur ce que le dispensaire peut faire pour eux et surtout sur ce qu'ils n'en peuvent pas attendre. Nous en extrayons le passage suivant :

« Le dispensaire d'Hygiène sociale a pour tâche essentielle :

« 1° Le dépistage de la tuberculose chez les sujets notoirement atteints et chez ceux en incubation de la maladie (consultations gratuites au dispensaire, examen des crachats, examen radiologique, conseils d'hygiène) ;

« 2° La préservation de l'entourage du sujet malade (service des infirmières-visiteuses, enquêtes sur les mesures d'assistance à prendre, facilité d'admission dans les établissements de cure, préservation de l'enfance, etc.) ;

« Toute personne ayant des doutes sur son état de santé peut se présenter librement aux consultations aux jours et heures fixés.

« Le dispensaire d'hygiène sociale ne délivre aucun secours en argent ou en nature.

« Le dispensaire d'hygiène sociale n'est pas un centre de traitement : aucune ordonnance médicale n'y sera délivrée, les soins aux malades continuant toujours à être assurés par le médecin habituel des familles.

« Le but strict du dispensaire est **d'avertir** les sujets affaiblis des premiers signes d'une maladie qui débute insidieusement, de façon à agir sans tarder et de **préserver** l'entourage des malades par l'éducation hygiénique et la surveillance médicale contre les atteintes de cette grave affection et ses conséquences funestes (maladie, chômage, misère, etc...) ».

De la salle d'attente, le malade passe ensuite dans le bureau de la Visiteuse d'Hygiène ; là, au moyen des fiches très claires et très détaillées de la Commission Rockefeller, qui a tant contribué à l'édification de notre Œuvre, il est interrogé d'une manière approfondie sur ses antécédents pathologiques personnels et familiaux.

Après s'être dévêtu jusqu'à la taille dans une petite cabine spéciale, il est conduit, avec sa fiche, au médecin qui l'examine et cherche à découvrir chez lui les signes les plus discrets d'une tuberculose souvent méconnue. Les dispensaires de la Fédération Vosgienne d'Hygiène sociale sont pourvus d'un outillage médical moderne et ont tous à leur disposition un service de radiologie : le diagnostic parfois si délicat d'une tuberculose au début est donc posé d'une façon très précoce, ce qui est évidemment d'une grande importance pour le malade, pour son entourage et pour la société toute entière.

Ainsi qu'il est affiché dans les dispensaires, la Fédération Vosgienne d'Hygiène sociale ne délivre ni secours, ni soins, ni médicaments. A ce sujet, notre éminent confrère, M. le docteur Ott, Inspecteur départemental d'hygiène et Directeur de l'Office départemental d'Hygiène sociale de la Seine Inférieure, a bien montré, dans son rapport de 1921 au Conseil Général de ce département, l'utilité de pareils errements :

« Une erreur assez répandue est que, pour assurer la fréquentation d'un dispensaire, il faut attirer le malade soit par l'appât d'un secours, soit par la distribution de médicaments, le don de vêtements ou encore le blanchissage gratuit du linge. L'exemple du Centre de Rouen démontre que toutes ces pratiques sont démodées et qu'à la vérité, le public demande un examen médical complet, fait dans des conditions matérielles parfaites, par un médecin conscient de la grandeur sociale de la tâche qu'il a entreprise et que cet examen soit accompagné de conseils éclairés, de directives nettes, et suivi de l'action tutélaire et des conseils quasi maternels de la Visiteuse d'hygiène. »

Nous avons réussi à faire adopter ces idées au Conseil de Direction de la Fédération Vosgienne d'Hygiène sociale et l'expérience d'une année nous a montré que nos principes n'allaient pas à l'encontre des espérances de nos malades. La population a parfaitement compris le but que nous poursuivions et bien des personnes viennent « pour se faire surveiller » ou pour nous prier de veiller périodiquement sur la santé de tel ou tel enfant dont un des parents est tuberculeux et que l'on nous demande ainsi de protéger. Aucune ordonnance n'a été délivrée et, chose qui paraîtra peut-être surprenante, aucune ordonnance n'a été demandée.

De cette façon, nous avons pu rendre le maximum de services avec le minimum de dépenses et nous n'avons pas transformé notre organisation en bureau de bienfaisance ou de distribution de secours, erreur fréquemment commise par des œuvres similaires, souvent au préjudice de leur existence propre.

M. le Préfet des Vosges a bien voulu mettre à notre disposition les services du laboratoire départemental de bactériologie, ouvert le 1er mai. On conçoit facilement la très haute importance des renseignements qui nous sont ainsi fournis au point de vue de notre action de préservation dans les familles.

Ajoutons que tous les tuberculeux qui crachent reçoivent gratuitement un crachoir de poche avec les conseils nécessaires sur l'emploi de cet ustensile indispensable.

Après examen, le consultant est alors diagnostiqué.

S'il est indemne de tuberculose, il est fait sortant, le dispensaire n'a théoriquement plus à s'occuper de lui ; mais, pratiquement, nous lui faisons promettre de revenir périodiquement et aussitôt qu'il se sentira affaibli ou en période de déchéance organique.

Rôle social de la Fédération Vosgienne d'Hygiène sociale.

1° La Visiteuse d'Hygiène.

Si notre consultant est tuberculeux, un nouveau service se déclanche alors automatiquement : le service social de l'infirmière-visiteuse d'hygiène. Celle-ci se rend au domicile du malade et pratique l'éducation hygiénique de son entourage dans le but d'éviter les contaminations nouvelles ; elle indique les précautions à prendre, les mesures d'assainissement à observer, dirige sur les dispensaires les membres de la famille exposés à la contamination, veille à la santé des enfants, etc... en un mot, rempli un rôle éminemment social bien différent de celui des infirmières soignantes : il lui est, en effet, interdit de donner des soins aux malades, tous ses efforts devant porter sur les modifications de la vie familiale qu'il y a lieu d'apporter au foyer contaminé.

2° Les Sections Permanentes des Comités d'assistance.

Il nous a semblé que le rôle de nos dispensaires ne devait pas, comme dans nombre de départements, se limiter à cette œuvre de recensement des tuberculeux et d'éducation prophylactique. Nous avons pensé qu'il y avait encore mieux à faire et que les familles prises en charge par nos dispensaires devaient être encore plus protégées contre la menace de la contamination quotidienne, en leur assurant le bénéfice régulier des lois sociales actuellement en vigueur et qui sont si souvent ignorées.

Nous avons donc créé, au sein de nos Comités d'assistance d'arrondissement, un organisme spécial que nous appelons « la Section permanente du Comité d'assistance ». Ce groupement, sous la présidence d'un membre du bureau de Direction, assisté du trésorier de la Société, comprend un très petit nombre de membres, six en moyenne, dont les fonctions habituelles se rapportent de près ou de loin à l'exécution de nos lois nationales d'assistance : Président de la Commission des Hospices, Contrôleur départemental d'assistance, Inspecteur des Enfants assistés, Secrétaire des Pupilles de la Nation, Représentants des Sociétés de Mutilés, Directeurs d'œuvres privées, etc...

La Visiteuse d'hygiène et le médecin soumettent chaque mois à la Section permanente les dossiers médicaux et sociaux des nouvelles familles suivies par le dispensaire ; et, en vertu de la composition de cette Section permanente, une décision peut être prise de suite au sujet de chaque postulant : placements d'enfants à la campagne, à la mer ou en préventorium, placements d'adultes à l'hôpital ou en sanatorium, en stations sanitaires ou en écoles de rééducation, etc... Quand le cas ne peut être solutionné dans les arrondissements, nous le soumettons à la Section d'Epinal qui compte dans son sein plusieurs personnalités résidant au chef-lieu.

Inutile d'ajouter que les Sociétés d'Hygiène sociale

contribuent pécuniairement, souvent dans de larges proportions, au placement des malades qu'elles ont pris en charge. Mais dans le but de secourir et de protéger le plus grand nombre possible de personnes, nos Sociétés demandent aux lois d'assistance actuellement en vigueur, le maximum de ce qu'elles peuvent donner. De cette façon, nous avons pu procéder, en 1922, à un très grand nombre de placements, tout en réservant nos ressources financières, incertaines pendant la plus grande partie de l'année, pour les cas pressants ou pour lesquels une solution favorable ne pouvait pas être espérée.

Le but et le mode de fonctionnement de la Fédération Vosgienne d'hygiène sociale étant ainsi résumé, il nous reste à exposer quel a été le mouvement de nos dispensaires, leur rendement et les résultats obtenus.

Résultats obtenus en 1922.

Fréquence de la tuberculose.

D'une année entière d'exercice se dégage d'abord l'impression que la tuberculose est une maladie fréquente et très répandue dans le département. Les logements insuffisants, l'effectif généralement élevé des familles, le surmenage, les rigueurs du climat, parfois l'alcoolisme constituent autant de causes prédisposantes ou aggravantes qui rendent également la prophylaxie parfois très difficile. Avec de pareilles conditions, il est à prévoir que les ravages du bacille de Koch peuvent être considérables. Je n'en citerai qu'un seul exemple : une paysanne de l'arrondissement de Neufchâteau nous conduit un jour une de ses fillettes pour examen : l'interrogatoire nous apprend que sur 17 enfants qu'a eu cette femme, 14 sont morts de méningite ou de bronchite ; que la sœur de cette femme a eu 11 enfants dont 9 sont morts avant l'adolescence dans les mêmes conditions ; que la fille aînée, une des 3 survivantes des 17, a déjà eu un enfant mort de méningite et que son deuxième est déjà atteint de lésions ganglionnaires tuberculeuses. Ainsi, sur 17 + 11 + 2 = 30 enfants mis au monde, 24 ont été emportés par le bacille de Koch avant l'âge adulte. On peut juger par un pareil exemple de l'intensité du fléau et des ravages qu'il occasionne dans des milieux surpeuplés et mal tenus.

Le tableau statistique annexé à la présente notice donnera une idée de l'acvitité de notre organisation dont certains dispensaires sont de fonctionnement tout récent.

Fréquentation des dispensaires.

Dans le cours de l'année 1922, 846 malades sont venus consulter dans nos dispensaires ; sur ce nombre, 642 ont été reconnus tuberculeux ce qui fait une proportion de 75 %. Bien entendu, cela ne veut pas dire que 75 % de la population vosgienne soit contaminée, cela signifie seulement que nos consultants ont parfaitement compris le but précis que nous nous proposions, et ne sont venus au dispensaire que pour des affections des voies respiratoires, faisant ainsi d'eux-mêmes une sélection qui explique ce pourcentage élevé.

Rendement des dispensaires.

Il a été pratiqué dans les dispensaires de la Fédération Vosgienne d'Hygiène sociale 1.356 examens médicaux, 650 radioscopies, 299 examens bactériologiques. Il est à noter que le service radiologique n'a commencé de fonctionner qu'en juillet et que le laboratoire départemental de bactériologie est ouvert depuis mai seulement.

Pour la radioscopie, nous passons systématiquement tous nos malades à l'écran. Mentionnons en passant l'aide précieuse qui nous est donnée à Saint-Dié par M. le Docteur Thirion et à Neufchâteau par M. l'Abbé Jeanpierre. Enfin, signalons que l'appareil radiologique du dispensaire de Raon-l'Etape, plus complet que celui des autres centres, est mis en notre absence à la disposition de nos confrères de la région.

En ce qui concerne les examens bactériologiques, nous engageons tous nos malades qui expectorent à faire procéder à l'examen de leurs crachats par le Laboratoire départemental, et nous leur remettons systématiquement le flacon et l'emballage nécessaires ; mais, malheureusement, certains malades n'envoient pas leurs crachats et à l'heure actuelle, plus de 100 examens restent de ce fait en souffrance. M. le docteur Moitron, Médecin Inspecteur départemental d'hygiène et Directeur du Laboratoire départemental, a obtenu une proportion élevée de crachats positifs en utilisant les méthodes récentes d'enrichissement et d'homogéinisation, dans tous les cas où le bacille ne pouvait être mis en évidence par les méthodes simples : nous avons ainsi pu préciser certains diagnostics en nous basant sur la précieuse collaboration de notre confrère.

Nous estimons que toute organisation antituberculeuse qui se borne à faire des diagnostics et à établir le recensement des tuberculeux de son département ne remplit pas le but pour lequel elle est créée. Sa tâche principale, à notre avis, est d'arriver à modifier complètement les conditions de vie des milieux contaminés, en mettant les tuberculeux dans les meilleures conditions de guérison, par des placements opportuns, réalisant en outre par la même mesure la protection de la famille par l'éviction du contaminé. Nous désignons sous le nom de « rendement » le rapport entre le nombre de tuberculeux recensés et le nombre de tuberculeux placés, rapport qui permet de se faire une idée du caractère pratique de l'organisation envisagée.

Au cours de l'année 1922, la Fédération Vosgienne d'Hygiène sociale a recensé 642 tuberculeux ; sur ce nombre, au 31 décembre, elle avait réussi à en placer 145 (sans compter les placements en instance) ce qui donne un rendement de 22 1/2 %, rendement supérieur à celui de la plupart des organisations similaires.

Si, dans les Vosges, le rendement est aussi élevé, le secret en tient, à notre avis, aux deux conditions suivantes :

1° La création et le bon fonctionnement des sections permanentes des Comités d'assistance qui ont travaillé laborieusement cette année, et dont tous les membres ont fait preuve d'une égale ardeur pour obtenir des résultats pratiques et solutionner au plus tôt les cas qui leur étaient soumis ;

2° Le grand appui de l'Administration préfectorale et de diverses municipalités. Nous devons un témoignage de reconnaissance particulier à M. Thomas, Contrôleur départemental d'assistance, toujours prêt à apporter sa collaboration éclairée pour la solution de cas parfois très difficiles, et à la municipalité de Saint-Dié, ainsi qu'à son maire très actif, M. Louis Burlin, qui ont très nettement compris les devoirs des collectivités dans la lutte contre la tuberculose et n'ont jamais reculé devant les sacrifices nécessaires.

Placements des enfants.

En ce qui concerne les placements d'enfants en préventoriums, nous utilisons aussi souvent que possible l'heureuse et confortable installation du préventorium de M. Contant Verlot, député des Vosges et conseiller général, à Senones. Qu'il veuille bien trouver ici l'expression de notre vive gratitude pour les facilités qu'il nous a toujours données et pour les soins excellents dont nos enfants ont été entourés.

Nous espérons que le préventorium d'Ormont, sous l'impulsion bienfaisante de Mlle Marcelle Ferry, pourra entrer en service en 1923 et constituer un excellent centre de placement pour les enfants de la région.

Une trentaine d'enfants ont été envoyés l'été dernier au bord de la mer, à Berck, Zuydcoote, Pen-Bron, etc. Mme Ziegler et M¹¹ᵉ Marcelle Ferry ont bien voulu se charger de la conduite de plusieurs convois.

Grâce à M. Eynard, Inspecteur départemental des Enfants Assistés, nous avons fait placer, soit gratuitement par son service, soit à titre onéreux pour nos Société, un certain nombre d'enfants encore sains, mais menacés de contagion, dans des familles de cultivateurs offrant toutes garanties. Du reste, ces enfants sont visités par nos soins pour nous rendre compte du milieu dans lequel ils sont placés.

M. l'Abbé Mény a bien voulu également se charger du placement à la campagne, dans des familles de paysans sains, de certains grands enfants menacés de contagion ; pour ceux-là, en effet, le retour à la terre était une mesure de protection particulièrement nécessaire.

Enfin, certaines organisations des Colonies de vacances se sont spontanément mises à notre disposition pour le placement temporaire de certains enfants prédisposés.

Placements des adultes en sanatoriums.

Notre effort a particulièrement porté cette année sur le placement d'adultes en sanatoriums : près d'une centaine de malades y ont été envoyés. Nous avons évidemment utilisé au maximum les facilités offertes par la loi du 7 septembre 1919 ; mais, dans nombre de cas, nous sommes intervenus financièrement, souvent dans des proportions très fortes, étant donné le prix de journée élevé de ces établissements. Autant nous ne voulons pas donner dans nos dispensaires de secours en espèces ou en nature, autant nous sommes décidés à consentir les dépenses nécessaires en vue d'un placement opportun. Nous y insistons à nouveau : l'envoi dans un sanatorium ou un hôpital-sanatorium d'un tuberculeux contagieux est en effet une mesure doublement excellente, tant au point de vue du traitement du malade, qu'en ce qui concerne la préservation de l'entourage, l'isolement à domicile étant le plus souvent impossible.

C'est principalement dans le bassin du Rhône que nos tuberculeux ont été placés : 8 à Angeville, 10 à Seyssuel, 2 à la Guiche, etc... Quant aux cas plus avancés, nous les dirigeons de préférence sur l'hôpital-sanatorium Saint-François à Strasbourg-la Robertsau : 12 malades ont ainsi bénéficié des soins excellents de notre dévoué confrère, M. le docteur Brion.

Résultats de nos placements.

En cette fin d'année 1922, nous avons eu le plaisir de voir revenir nos premiers malades placés en sanatorium, en préventorium ou envoyés au bord de la mer. Les résultats ont été très encourageants, parfois même remarquables : tel cet homme, atteint de lésions évolutives avec très mauvais état général, qui a repris 16 kilos et que le médecin du sanatorium considère actuellement comme en bonne voie de guérison ; telle cette fillette de 14 ans, atteinte de lésions ganglionnaires tuberculeuses, qui nous revient avec un gain de 9 kilos et la disparition complète des lésions qu'elle présentait quelques mois auparavant.

Mais ce qui est surtout remarquable, c'est l'influence profonde que laisse la vie de sanatorium sur tout malade qui y a vécu un certain temps : ces tuberculeux, plus ou moins ignorants, insouciants et difficiles à éduquer, que nous envoyons dans ces établissements, nous reviennent sachant se soigner, sachant prendre des précautions pour eux-mêmes et pour leur entourage, raisonnent avec beaucoup de sens sur leur état de santé et critiquent toutes les fautes d'hygiène qu'ils voient commettre autour d'eux.

Indépendamment de son rôle thérapeutique, le sanatorium est donc un centre d'éducation excellent et une école de discipline et de solidarité. Nul traitement n'est comparable à celui-là ; et, dans les dispensaires, nous reconnaissons tout de suite le malade qui vient de passer quelque temps dans un établissement de ce genre.

Grâce au Conseil général et en particulier à M. le Docteur Gaillemin, des contrats ont été passés cette année entre le département et plusieurs sanatoriums : à partir du 1er janvier 1923, 50 lits sont réservés aux tuberculeux des Vosges dans plusieurs établissements. Cette façon de procéder a évité des frais considérables de construction et d'entretien d'un sanatorium et permet le placement très rapide des malades pour lesquels la cure d'altitude est indiquée.

Création de salles d'isolement dans les hôpitaux.

Nous avons enfin usé de toute notre influence pour obtenir de certaines municipalités la création, dans leurs hôpitaux, de salles d'isolement pour tuberculeux, désormais séparés des autres malades qu'ils infectaient. Nous sommes heureux de constater que notre demande a été entendue et suivie d'effet à Bruyères, Saint-Dié, Remiremont et, tout récemment, à Epinal.

Désinfection.

Enfin, nous sommes intervenus dans de nombreux cas pour faire assurer la désinfection et l'aménagement de locaux notoirement insalubres. Dans ce but, nous avons fait établir une fiche spéciale par laquelle la famille du malade déclare demander, sur le conseil du dispensaire, la désinfection du logement contaminé.

Service social des Infirmières-visiteuses.

Nos deux Infirmières-Visiteuses ont fait 982 visites dans les familles des tuberculeux de nos dispensaires : elles sont ainsi entrées en relation avec 602 familles représentant 2.380 personnes auxquelles elles ont enseigné les principes d'hygiène et de préservation antituberculeuse.

Si les chiffres accusés peuvent paraître faibles à certains, il ne faut pas oublier que la cause en est à la pénurie des infirmières-visiteuses et à la grande dispersion de nos malades qui proviennent de tous les cantons du département ; plus de la moitié de nos consultants ne résident pas, en effet, dans les villes où sont installés les dispensaires.

Le service social dans les Vosges ne peut pas être comparé avec celui de la Seine, par exemple, où la grande densité de la population limite les déplacements de la Visiteuse à une agglomération restreinte. On ne peut pas davantage le comparer au service social de Meurthe-et-Moselle, par exemple, où la population est très dense et où chaque dispensaire est pourvu du personnel nécessaire. Dans un département comme le nôtre, qui compte 385.000 habitants très disséminés et où les communications sont plutôt très lentes, nous ne disposons en tout et pour tout que d'une Visiteuse spéciale à l'arrondissement de Remiremont et d'une Visiteuse-Inspectrice chargée des quatre autres arrondissements et des cinq dispensaires qui s'y trouvent.

Il était tout naturel que nous nous préoccupions d'obtenir le personnel nécessaire à notre bon fonctionnement : mais les Visiteuses sont rares, d'autant plus rares même qu'un récent décret impose deux années d'études aux jeunes filles qui veulent se destiner à la profession : de plus, toutes les élèves en cours d'instruction sont dès maintenant retenues par d'autres organisations départementales.

Ce qui a gravement compliqué le problème, c'est le fait que le Comité National de défense contre la tuberculose et la Commission Rockefeller ne pouvaient nous fournir du personnel et ne pouvaient cependant pas, en raison du décret sus-visé, nous autoriser à utiliser des infirmières ne possédant pas leur diplôme de Visiteuses. Mais, tout récemment, nos pressantes démarches ont abouti à une autorisation provisoire, en attendant que nous puissions trouver le personnel régulier, que du reste nous ne cessons de demander. Sans cette autorisation, le fonctionnement de la Fédération Vosgienne d'Hygiène sociale et le travail de plus en plus considérable de nos services auraient été gravement compromis.

Nous bénéficions heureusement de l'aide qui nous est apportée par plusieurs dames et jeunes filles, auxiliaires bénévoles qui viennent apporter leur concours dans plusieurs de nos dispensaires : Mlle Philbert, à Neufchâteau ; Mlles Nicolas et Millot, à Epinal ; Mlle Valentin, à Remiremont ; Mlles Raub et Jacquel, à Saint-Dié, et tout récemment Mme Michel, à Raon-l'Etape. Que ces dames veuillent bien trouver ici notre hommage reconnaissant pour le dévouement dont elles ne cessent de faire preuve.

Rapport du Corps médical et des dispensaires.

Depuis l'ouverture du premier dispensaire, en février 1922, nous avons tenu à mettre notre organisation à la disposition du Corps médical des Vosges : dans ce but, nous sommes entrés en relations avec 94 de nos confrères, sur 134 que compte le département et avons eu le plaisir de constater que l'immense majorité était disposée à nous apporter son concours dans la lutte antituberculeuse telle que nous la concevons. Les chiffres suivants, mieux que tous les discours, montrent l'intérêt croissant manifesté pour les dispensaires par les médecins praticiens :

Du 7 février au 30 septembre, sur 545 malades, 85 nous ont été envoyés par nos confrères, soit 15 % de l'effectif de nos consultants ;

Du 1ᵉʳ octobre au 31 décembre, sur 301 nouveaux malades, 98 venaient de la part de leur médecin, représentant ainsi 32 1/2 % de nos additions du dernier trimestre.

Dans le but d'obtenir une meilleure liaison entre le dispensaire qui dispose d'un outillage moderne et le médecin praticien qui en est souvent dépourvu, nous avons fait établir une fiche de renseignements où nous notons les résultats de notre examen (auscultation, radiologie, bactériologie). Pour respecter le secret professionnel, cette fiche est remise aux malades envoyés par des confrères avec prière de la communiquer à leur médecins traitants ; ceux-ci, pleinement documentés, peuvent alors diriger le traitement en toute connaissance de cause. Cette manière de procéder a été vivement appréciée par de nombreux confrères et cette innovation a nettement contribué à resserrer les liens entre les médecins et les dispensaires ; la réserve du début a généralement fait place à une confiante cordialité dont le malade est le premier à bénéficier et dont, pour notre part, nous sommes heureux de nous féliciter.

En résumé, nous avons donc essayé de mettre sur pied une organisation, fonctionnant dans les conditions les plus économiques, s'efforçant d'être accueillante et utile à toutes les classes de la société et de fonctionner en pleine et confiante harmonie avec tous les services départementaux : malades, médecins, Inspection départementale d'hygiène, contrôle départemental d'assistance, Service des Enfants Assistés, Pupilles de la Nation, Sociétés de Mutilés, etc...

C'est par une collaboration étroite et quotidienne avec tous ces groupements que nous sommes arrivés à diriger la Fédération Vosgienne d'Hygiène sociale dans la voie que nous voulions qu'elle suivit ; c'est grâce au concours dévoué de tous les membres de notre Fédération, spécialement de nos Visiteuses d'hygiène, qui ont fourni un effort considérable pour faire face à leur lourde tâche, que nous pouvons constater son intense vitalité ; c'est enfin par cette méthode que nous avons eu la profonde satisfaction de protéger des existences en péril, d'éviter des contaminations nouvelles et d'épargner ainsi des larmes et des deuils à de nombreuses familles vosgiennes.

Difficultés rencontrées en 1922.

Après avoir exposé les résultats satisfaisants de fonctionnement de nos dispensaires en 1922, c'est pour nous une nécessité impérieuse, en même temps qu'un devoir de probité, de parler des difficultés que nous avons eues dans la même période, difficultés qui ont entravé notre action et ont empêché le placement en temps utile de cinq de nos tuberculeux : bien que peu nombreux, en regard de 145 placements, ces insuccès sont cependant douloureux car ils ont entraîné ou vont entraîner la mort des malades dont nous nous occupons.

Nous voudrions que les personnes qui liront ces lignes puissent partager l'intérêt que nous ressentons pour nos tuberculeux, spécialement pour ceux dont l'existence est à la merci d'un placement opportun si la majorité des cas a pu être solutionnée favorablement, cela tient, nous le répétons, à l'appui que nous avons trouvé auprès des Services d'Assistance de la Préfecture et aussi à la compréhension de leurs devoirs de certaines municipalités, en tête desquelles il faut placer celle de Saint-Dié. Mais, par contre, certaines communes nous ont refusé l'inscription d'indigents tuberculeux à l'Assistance Médicale gratuite, alors même que nous offrions de rembourser la totalité des frais occasionnés par cette inscription. Celles de nos Sociétés d'Hygiène sociale dont les ressources le permettaient, ont solutionné la question en payant intégralement les placements proposés ; par contre, d'autres Sociétés d'Hygiène sociale, dont la situation financière n'autorisait pas cet effort, n'ont pu, jusqu'à présent, surmonter les difficultés créées par l'inertie ou la mauvaise volonté.

Nous avons également à signaler les sérieuses difficultés que nous avons éprouvé pour le placement des malades atteints de lésions du 2e degré (ainsi que l'on s'exprimait autrefois) : pour ces malades, en effet, la situation est doublement angoissante, car pour eux, d'une part, il est nécessaire d'agir au plus vite si l'on veut les retenir sur la pente fatale où ils commencent à glisser : et d'autre part, les sanatoriums ordinaires n'acceptent pas ces malades, qu'ils jugent trop avancés et qu'il est du reste plus indiqué de placer dans des établissements spéciaux, les hôpitaux-sanatoriums. Or, actuellement, l'Etat n'accorde pas le bénéfice de la loi du 7 septembre 1919 aux tuberculeux du 2e degré et n'autorise pas les contrats entre départements et hôpitaux-sanatoriums. Dans un placement de ce genre, il nous faut donc trouver seuls les moyens de faire les frais d'une hospitalisation longue et coûteuse (environ 15 francs par jour).

Nous y sommes arrivés dans la grande majorité des cas en groupant les contributions de nos Sociétés d'Hygiène sociale, des patrons de nos malades et, éventuellement, des intéressés. Mais certains placements sont restés malheureusement en souffrance, en raison de l'impossibilité où nous étions jusqu'à ces temps derniers de connaître notre situation financière et nos possibilités contributives, en raison surtout de l'indifférence de certaines personnes à nous apporter leur obole pour des cas qui les intéressaient tout spécialement.

Enseignements de l'année 1922.

De ce qui précède, un enseignement se dégage :

Si, en 1922, la Fédération Vosgienne d'Hygiène sociale a obtenu un rendement aussi élevé, que le Comité National de défense contre la tuberculose se plaisait à reconnaître

récemment, elle doit ce succès à l'activité de ses organisations affiliées et au soin apporté par les Comités d'assistance à réserver nos contributions financières aux malades
ne pouvant bénéficier des lois sociales en vigueur. Les tuberculeux justiciables des lois d'assistance ne doivent pas
tomber à la charge de nos Sociétés : dans ce cas, les collectivités (communes, département et Etat) doivent se charger intégralement des frais d'hospitalisation. Par contre,
pour les malades peu fortunés, mais ne pouvant être ins-
crits sur les listes d'Assistance Médicale gratuite, nos Sociétés se doivent de toujours contribuer au placement, dans
une proportion variable suivant chaque cas considéré.

Restent enfin les tuberculeux du 2e degré, actuellement
non protégés par nos lois d'assistance et celà à une période
de la maladie où se décide leur destinée et où la contagio-
sité est presque toujours de règle.

C'est précisément sur cette catégorie de malades que devra porter notre plus grand effort. Quand notre Fédération
aura obtenu des Pouvoirs Publics, non seulement le main-
tien, mais l'augmentation de leurs subventions, nous estimons que c'est sur ces malades, dont la santé est dans un
état d'équilibre incertain et dont la famille est particulièrement menacée par la contagion, que la Fédération Vosgienne d'Hygiène sociale devra diriger toute son attention :
puisque les lois en vigueur ne permettent pas à l'Etat d'ap-
prouver un contrat entre un département et un hôpital-
sanatorium, il nous semble que la Fédération pourra plus
tard, elle se réserver, dans un établissement de ce genre,
quelques lits pour ses tuberculeux du 2e degré ; nous pour-
rions ainsi sauver chaque année de nombreuses existences
et faire de la sorte œuvre profondément sociale et humaine.

Il est incontestable que l'organisation antituberculeuse
vosgienne n'est actuellement pas encore au point et nous
nous apercevons tous les jours des perfectionnements qui
font défaut et dont nous hâterons la réalisation dans le
plus bref délai.

Mais, cependant, jetant un coup d'œil en arrière et con-
sidérant le chemin parcouru depuis un an, nous pouvons
constater que la Fédération a fait en 1922 un gros effort
pratique pour faire entrer la lutte antituberculeuse dans
la voie des réalisations : l'effort de nos Comités locaux, la
collaboration précieuse de nos confrères, l'aide quotidienne des services de la Préfecture, l'appui bienveillant
du Conseil Général, le concours du Ministère de l'Hygiène
et du Comité National, enfin et surtout l'activité et le
dévouement toujours en éveil de notre cher président,
M. Juillard-Hartmann, ont été les artisans de notre succès.

A tous nos membres s'adressent les remerciements de nombreux malades, qui, en un langage parfois naïf, mais toujours touchant, n'ont pas manqué en cette fin d'année, de nous envoyer leurs vœux et leurs témoignages de reconnaissance. Que ces marques spontanées d'estime et de gratitude soient pour tous ceux qui s'intéressent à notre œuvre, un réconfort et une douce satisfaction en pensant qu'ils ont contribué à la protection d'existences en péril.

Qu'elles soient également un encouragement à faire mieux encore !

Le danger est grand, notre volonté doit être à la hauteur des circonstances : il s'agit de la vie de milliers de Français.

Epinal, 31 Décembre 1922.

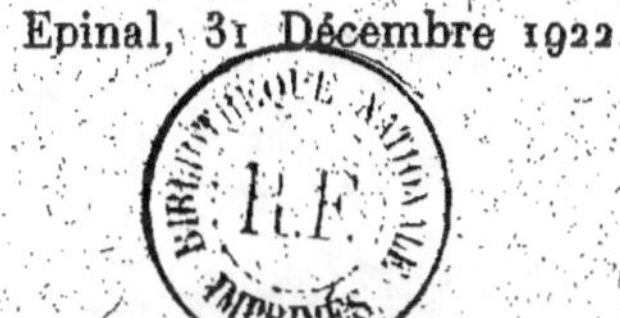

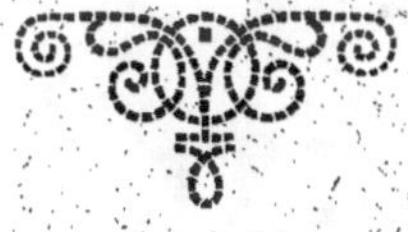